FICHE D'ENREGISTREMENT DES SIGNES VITAUX DU PATIENT

- **Nom :**
- **Date de naissance :**
- **Diagnotic :**
- **Contact d'urgence :**

Notes/ commentaires :

Médecin traitant :
N° de tel :

Date / heure	Poids	Pouls	Tension	Température	Respiration	Niveau douleur 1-10

Liste des médicaments

DOSSIER MEDICAL - NOM DU PATIENT

Nom - Prénom		Commentaires Médecin
Date & heure	Observations	

Notes complémentaires

FICHE D'ENREGISTREMENT DES SIGNES VITAUX DU PATIENT

- **Nom :**
- **Date de naissance :**
- **Diagnotic :**
- **Contact d'urgence :**

Notes/ commentaires :

Médecin traitant :
N° de tel :

Date / heure	Poids	Pouls	Tension	Température	Respiration	Niveau douleur 1-10

Liste des médicaments

DOSSIER MEDICAL - NOM DU PATIENT

Nom - Prénom

Date & heure | **Observations**

Commentaires Médecin

Notes complémentaires

FICHE D'ENREGISTREMENT DES SIGNES VITAUX DU PATIENT

- **Nom :**
- **Date de naissance :**
- **Diagnotic :**
- **Contact d'urgence :**

Notes/ commentaires :

Médecin traitant :
N° de tel :

Date / heure	Poids	Pouls	Tension	Température	Respiration	Niveau douleur 1-10

Liste des médicaments

DOSSIER MEDICAL - NOM DU PATIENT

Nom - Prénom		Commentaires Médecin
Date & heure	Observations	

Notes complémentaires

FICHE D'ENREGISTREMENT DES SIGNES VITAUX DU PATIENT

- **Nom :**
- **Date de naissance :**
- **Diagnotic :**
- **Contact d'urgence :**

Notes/ commentaires :

Médecin traitant :
N° de tel :

Date / heure	Poids	Pouls	Tension	Température	Respiration	Niveau douleur 1-10

Liste des médicaments

DOSSIER MEDICAL - NOM DU PATIENT

Nom - Prénom

Date & heure	Observations

Commentaires Médecin

Notes complémentaires

FICHE D'ENREGISTREMENT DES SIGNES VITAUX DU PATIENT

- **Nom :**
- **Date de naissance :**
- **Diagnotic :**
- **Contact d'urgence :**

Notes/ commentaires :

Médecin traitant :
N° de tel :

Date / heure	Poids	Pouls	Tension	Température	Respiration	Niveau douleur 1-10

Liste des médicaments

DOSSIER MEDICAL - NOM DU PATIENT

Nom - Prénom		Commentaires Médecin
Date & heure	Observations	

Notes complémentaires

FICHE D'ENREGISTREMENT DES SIGNES VITAUX DU PATIENT

- **Nom :**
- **Date de naissance :**
- **Diagnotic :**
- **Contact d'urgence :**

Notes/ commentaires :

Médecin traitant :
N° de tel :

Date / heure	Poids	Pouls	Tension	Température	Respiration	Niveau douleur 1-10

Liste des médicaments

DOSSIER MEDICAL - NOM DU PATIENT

Nom - Prénom		Commentaires Médecin
Date & heure	Observations	

Notes complémentaires

FICHE D'ENREGISTREMENT DES SIGNES VITAUX DU PATIENT

- **Nom :**
- **Date de naissance :**
- **Diagnotic :**
- **Contact d'urgence :**

Notes/ commentaires :

Médecin traitant :
N° de tel :

Date / heure	Poids	Pouls	Tension	Température	Respiration	Niveau douleur 1-10

Liste des médicaments

DOSSIER MEDICAL - NOM DU PATIENT

Nom - Prénom		Commentaires Médecin
Date & heure	Observations	

Notes complémentaires

FICHE D'ENREGISTREMENT DES SIGNES VITAUX DU PATIENT

- **Nom :**
- **Date de naissance :**
- **Diagnotic :**
- **Contact d'urgence :**

Notes/ commentaires :

Médecin traitant :
N° de tel :

Date / heure	Poids	Pouls	Tension	Température	Respiration	Niveau douleur 1-10

Liste des médicaments

DOSSIER MEDICAL - NOM DU PATIENT

Nom - Prénom

Date & heure	Observations

Commentaires Médecin

Notes complémentaires

FICHE D'ENREGISTREMENT DES SIGNES VITAUX DU PATIENT

- **Nom :**
- **Date de naissance :**
- **Diagnotic :**
- **Contact d'urgence :**

Notes/ commentaires :

Médecin traitant :
N° de tel :

Date / heure	Poids	Pouls	Tension	Température	Respiration	Niveau douleur 1-10

Liste des médicaments

DOSSIER MEDICAL - NOM DU PATIENT

Nom - Prénom		Commentaires Médecin
Date & heure	Observations	

Notes complémentaires

FICHE D'ENREGISTREMENT DES SIGNES VITAUX DU PATIENT

- **Nom :**
- **Date de naissance :**
- **Diagnotic :**
- **Contact d'urgence :**

Notes/ commentaires :

Médecin traitant :
N° de tel :

Date / heure	Poids	Pouls	Tension	Température	Respiration	Niveau douleur 1-10

Liste des médicaments

DOSSIER MEDICAL - NOM DU PATIENT

Nom - Prénom		Commentaires Médecin
Date & heure	**Observations**	

Notes complémentaires

FICHE D'ENREGISTREMENT DES SIGNES VITAUX DU PATIENT

- **Nom :**
- **Date de naissance :**
- **Diagnotic :**
- **Contact d'urgence :**

Notes/ commentaires :

Médecin traitant :
N° de tel :

Date / heure	Poids	Pouls	Tension	Température	Respiration	Niveau douleur 1-10

Liste des médicaments

DOSSIER MEDICAL - NOM DU PATIENT

Nom - Prénom		Commentaires Médecin
Date & heure	Observations	

Notes complémentaires

FICHE D'ENREGISTREMENT DES SIGNES VITAUX DU PATIENT

- **Nom :**
- **Date de naissance :**
- **Diagnotic :**
- **Contact d'urgence :**

Notes/ commentaires :

Médecin traitant :
N° de tel :

Date / heure	Poids	Pouls	Tension	Température	Respiration	Niveau douleur 1-10

Liste des médicaments

DOSSIER MEDICAL - NOM DU PATIENT

Nom - Prénom	
Date & heure	Observations

Commentaires Médecin

Notes complémentaires

FICHE D'ENREGISTREMENT DES SIGNES VITAUX DU PATIENT

- **Nom :**
- **Date de naissance :**
- **Diagnotic :**
- **Contact d'urgence :**

Notes/ commentaires :

Médecin traitant :
N° de tel :

Date / heure	Poids	Pouls	Tension	Température	Respiration	Niveau douleur 1-10

Liste des médicaments

DOSSIER MEDICAL - NOM DU PATIENT

Nom - Prénom		Commentaires Médecin
Date & heure	Observations	

Notes complémentaires

FICHE D'ENREGISTREMENT DES SIGNES VITAUX DU PATIENT

- **Nom :**
- **Date de naissance :**
- **Diagnotic :**
- **Contact d'urgence :**

Notes/ commentaires :

Médecin traitant :
N° de tel :

Date / heure	Poids	Pouls	Tension	Température	Respiration	Niveau douleur 1-10

Liste des médicaments

DOSSIER MEDICAL - NOM DU PATIENT

Nom - Prénom

Date & heure	Observations

Commentaires Médecin

Notes complémentaires

FICHE D'ENREGISTREMENT DES SIGNES VITAUX DU PATIENT

- **Nom :**
- **Date de naissance :**
- **Diagnotic :**
- **Contact d'urgence :**

Notes/ commentaires :

Médecin traitant :
N° de tel :

Date / heure	Poids	Pouls	Tension	Température	Respiration	Niveau douleur 1-10

Liste des médicaments

DOSSIER MEDICAL - NOM DU PATIENT

Nom - Prénom		Commentaires Médecin
Date & heure	**Observations**	

Notes complémentaires

FICHE D'ENREGISTREMENT DES SIGNES VITAUX DU PATIENT

- **Nom :**
- **Date de naissance :**
- **Diagnotic :**
- **Contact d'urgence :**

Notes/ commentaires :

Médecin traitant :
N° de tel :

Date / heure	Poids	Pouls	Tension	Température	Respiration	Niveau douleur 1-10

Liste des médicaments

DOSSIER MEDICAL - NOM DU PATIENT

Nom - Prénom		Commentaires Médecin
Date & heure	**Observations**	

Notes complémentaires

FICHE D'ENREGISTREMENT DES SIGNES VITAUX DU PATIENT

- **Nom :**
- **Date de naissance :**
- **Diagnotic :**
- **Contact d'urgence :**

Notes/ commentaires :

Médecin traitant :
N° de tel :

Date / heure	Poids	Pouls	Tension	Température	Respiration	Niveau douleur 1-10

Liste des médicaments

DOSSIER MEDICAL - NOM DU PATIENT

Nom - Prénom		Commentaires Médecin
Date & heure	Observations	

Notes complémentaires

FICHE D'ENREGISTREMENT DES SIGNES VITAUX DU PATIENT

- **Nom :**
- **Date de naissance :**
- **Diagnotic :**
- **Contact d'urgence :**

Notes/ commentaires :

Médecin traitant :
N° de tel :

Date / heure	Poids	Pouls	Tension	Température	Respiration	Niveau douleur 1-10

Liste des médicaments

DOSSIER MEDICAL - NOM DU PATIENT

Nom - Prénom		Commentaires Médecin
Date & heure	**Observations**	

Notes complémentaires

FICHE D'ENREGISTREMENT DES SIGNES VITAUX DU PATIENT

- **Nom :**
- **Date de naissance :**
- **Diagnotic :**
- **Contact d'urgence :**

Notes/ commentaires :

Médecin traitant :
N° de tel :

Date / heure	Poids	Pouls	Tension	Température	Respiration	Niveau douleur 1-10

Liste des médicaments

DOSSIER MEDICAL - NOM DU PATIENT

Nom - Prénom	
Date & heure	Observations

Commentaires Médecin

Notes complémentaires

FICHE D'ENREGISTREMENT DES SIGNES VITAUX DU PATIENT

- **Nom :**
- **Date de naissance :**
- **Diagnotic :**
- **Contact d'urgence :**

Notes/ commentaires :

Médecin traitant :
N° de tel :

Date / heure	Poids	Pouls	Tension	Température	Respiration	Niveau douleur 1-10

Liste des médicaments

DOSSIER MEDICAL - NOM DU PATIENT

Nom - Prénom		Commentaires Médecin
Date & heure	**Observations**	

Notes complémentaires

FICHE D'ENREGISTREMENT DES SIGNES VITAUX DU PATIENT

- **Nom :**
- **Date de naissance :**
- **Diagnotic :**
- **Contact d'urgence :**

Notes/ commentaires :

Médecin traitant :
N° de tel :

Date / heure	Poids	Pouls	Tension	Température	Respiration	Niveau douleur 1-10

Liste des médicaments

DOSSIER MEDICAL - NOM DU PATIENT

Nom - Prénom

Date & heure	Observations

Commentaires Médecin

Notes complémentaires

FICHE D'ENREGISTREMENT DES SIGNES VITAUX DU PATIENT

- **Nom :**
- **Date de naissance :**
- **Diagnotic :**
- **Contact d'urgence :**

Notes/ commentaires :

Médecin traitant :
N° de tel :

Date / heure	Poids	Pouls	Tension	Température	Respiration	Niveau douleur 1-10

Liste des médicaments

DOSSIER MEDICAL - NOM DU PATIENT

Nom - Prénom

Date & heure	Observations

Commentaires Médecin

Notes complémentaires

FICHE D'ENREGISTREMENT DES SIGNES VITAUX DU PATIENT

- **Nom :**
- **Date de naissance :**
- **Diagnotic :**
- **Contact d'urgence :**

Notes/ commentaires :

Médecin traitant :
N° de tel :

Date / heure	Poids	Pouls	Tension	Température	Respiration	Niveau douleur 1-10

Liste des médicaments

DOSSIER MEDICAL - NOM DU PATIENT

Nom - Prénom		Commentaires Médecin
Date & heure	Observations	

Notes complémentaires

FICHE D'ENREGISTREMENT DES SIGNES VITAUX DU PATIENT

- **Nom :**
- **Date de naissance :**
- **Diagnotic :**
- **Contact d'urgence :**

Notes/ commentaires :

Médecin traitant :
N° de tel :

Date / heure	Poids	Pouls	Tension	Température	Respiration	Niveau douleur 1-10

Liste des médicaments

DOSSIER MEDICAL - NOM DU PATIENT

Nom - Prénom		Commentaires Médecin
Date & heure	**Observations**	

Notes complémentaires

FICHE D'ENREGISTREMENT DES SIGNES VITAUX DU PATIENT

- **Nom :**
- **Date de naissance :**
- **Diagnotic :**
- **Contact d'urgence :**

Notes/ commentaires :

Médecin traitant :
N° de tel :

Date / heure	Poids	Pouls	Tension	Température	Respiration	Niveau douleur 1-10

Liste des médicaments

DOSSIER MEDICAL - NOM DU PATIENT

Nom - Prénom		Commentaires Médecin
Date & heure	Observations	

Notes complémentaires

FICHE D'ENREGISTREMENT DES SIGNES VITAUX DU PATIENT

- **Nom :**
- **Date de naissance :**
- **Diagnotic :**
- **Contact d'urgence :**

Notes/ commentaires :

Médecin traitant :
N° de tel :

Date / heure	Poids	Pouls	Tension	Température	Respiration	Niveau douleur 1-10

Liste des médicaments

DOSSIER MEDICAL - NOM DU PATIENT

Nom - Prénom

Date & heure	Observations

Commentaires Médecin

Notes complémentaires

FICHE D'ENREGISTREMENT DES SIGNES VITAUX DU PATIENT

- **Nom :**
- **Date de naissance :**
- **Diagnotic :**
- **Contact d'urgence :**

Notes/ commentaires :

Médecin traitant :
N° de tel :

Date / heure	Poids	Pouls	Tension	Température	Respiration	Niveau douleur 1-10

Liste des médicaments

DOSSIER MEDICAL - NOM DU PATIENT

Nom - Prénom		Commentaires Médecin
Date & heure	Observations	

Notes complémentaires

FICHE D'ENREGISTREMENT DES SIGNES VITAUX DU PATIENT

- **Nom :**
- **Date de naissance :**
- **Diagnotic :**
- **Contact d'urgence :**

Notes/ commentaires :

Médecin traitant :
N° de tel :

Date / heure	Poids	Pouls	Tension	Température	Respiration	Niveau douleur 1-10

Liste des médicaments

DOSSIER MEDICAL - NOM DU PATIENT

Nom - Prénom	
Date & heure	Observations

Commentaires Médecin

Notes complémentaires

FICHE D'ENREGISTREMENT DES SIGNES VITAUX DU PATIENT

- **Nom :**
- **Date de naissance :**
- **Diagnotic :**
- **Contact d'urgence :**

Notes/ commentaires :

Médecin traitant :
N° de tel :

Date / heure	Poids	Pouls	Tension	Température	Respiration	Niveau douleur 1-10

Liste des médicaments

DOSSIER MEDICAL - NOM DU PATIENT

Nom - Prénom		Commentaires Médecin
Date & heure	Observations	

Notes complémentaires

FICHE D'ENREGISTREMENT DES SIGNES VITAUX DU PATIENT

- **Nom :**
- **Date de naissance :**
- **Diagnotic :**
- **Contact d'urgence :**

Notes/ commentaires :

Médecin traitant :
N° de tel :

Date / heure	Poids	Pouls	Tension	Température	Respiration	Niveau douleur 1-10

Liste des médicaments

DOSSIER MEDICAL - NOM DU PATIENT

Nom - Prénom		Commentaires Médecin
Date & heure	Observations	

Notes complémentaires

FICHE D'ENREGISTREMENT DES SIGNES VITAUX DU PATIENT

- **Nom :**
- **Date de naissance :**
- **Diagnotic :**
- **Contact d'urgence :**

Notes/ commentaires :

Médecin traitant :
N° de tel :

Date / heure	Poids	Pouls	Tension	Température	Respiration	Niveau douleur 1-10

Liste des médicaments

DOSSIER MEDICAL - NOM DU PATIENT

Nom - Prénom

Date & heure	Observations

Commentaires Médecin

Notes complémentaires

FICHE D'ENREGISTREMENT DES SIGNES VITAUX DU PATIENT

- **Nom :**
- **Date de naissance :**
- **Diagnotic :**
- **Contact d'urgence :**

Notes/ commentaires :

Médecin traitant :
N° de tel :

Date / heure	Poids	Pouls	Tension	Température	Respiration	Niveau douleur 1-10

Liste des médicaments

DOSSIER MEDICAL - NOM DU PATIENT

Nom - Prénom		Commentaires Médecin
Date & heure	Observations	

Notes complémentaires

FICHE D'ENREGISTREMENT DES SIGNES VITAUX DU PATIENT

- **Nom :**
- **Date de naissance :**
- **Diagnotic :**
- **Contact d'urgence :**

Notes/ commentaires :

Médecin traitant :
N° de tel :

Date / heure	Poids	Pouls	Tension	Température	Respiration	Niveau douleur 1-10

Liste des médicaments

DOSSIER MEDICAL - NOM DU PATIENT

Nom - Prénom		Commentaires Médecin
Date & heure	**Observations**	

Notes complémentaires

FICHE D'ENREGISTREMENT DES SIGNES VITAUX DU PATIENT

- **Nom :**
- **Date de naissance :**
- **Diagnotic :**
- **Contact d'urgence :**

Notes/ commentaires :

Médecin traitant :
N° de tel :

Date / heure	Poids	Pouls	Tension	Température	Respiration	Niveau douleur 1-10

Liste des médicaments

DOSSIER MEDICAL - NOM DU PATIENT

Nom - Prénom		Commentaires Médecin
Date & heure	Observations	

Notes complémentaires

FICHE D'ENREGISTREMENT DES SIGNES VITAUX DU PATIENT

- **Nom :**

- **Date de naissance :**

- **Diagnotic :**

- **Contact d'urgence :**

Notes/ commentaires :

Médecin traitant :
N° de tel :

Date / heure	Poids	Pouls	Tension	Température	Respiration	Niveau douleur 1-10

Liste des médicaments

DOSSIER MEDICAL - NOM DU PATIENT

Nom - Prénom

Date & heure	Observations

Commentaires Médecin

Notes complémentaires

FICHE D'ENREGISTREMENT DES SIGNES VITAUX DU PATIENT

- **Nom :**
- **Date de naissance :**
- **Diagnotic :**
- **Contact d'urgence :**

Notes/ commentaires :

Médecin traitant :
N° de tel :

Date / heure	Poids	Pouls	Tension	Température	Respiration	Niveau douleur 1-10

Liste des médicaments

DOSSIER MEDICAL - NOM DU PATIENT

Nom - Prénom		Commentaires Médecin
Date & heure	**Observations**	

Notes complémentaires

FICHE D'ENREGISTREMENT DES SIGNES VITAUX DU PATIENT

- **Nom :**
- **Date de naissance :**
- **Diagnotic :**
- **Contact d'urgence :**

Notes/ commentaires :

Médecin traitant :
N° de tel :

Date / heure	Poids	Pouls	Tension	Température	Respiration	Niveau douleur 1-10

Liste des médicaments

DOSSIER MEDICAL - NOM DU PATIENT

Nom - Prénom		Commentaires Médecin
Date & heure	**Observations**	

Notes complémentaires

FICHE D'ENREGISTREMENT DES SIGNES VITAUX DU PATIENT

- **Nom :**
- **Date de naissance :**
- **Diagnotic :**
- **Contact d'urgence :**

Notes/ commentaires :

Médecin traitant :
N° de tel :

Date / heure	Poids	Pouls	Tension	Température	Respiration	Niveau douleur 1-10

Liste des médicaments

DOSSIER MEDICAL - NOM DU PATIENT

Nom - Prénom

Date & heure	Observations

Commentaires Médecin

Notes complémentaires

FICHE D'ENREGISTREMENT DES SIGNES VITAUX DU PATIENT

- **Nom :**
- **Date de naissance :**
- **Diagnotic :**
- **Contact d'urgence :**

Notes/ commentaires :

Médecin traitant :
N° de tel :

Date / heure	Poids	Pouls	Tension	Température	Respiration	Niveau douleur 1-10

Liste des médicaments

DOSSIER MEDICAL - NOM DU PATIENT

Nom - Prénom

Date & heure	Observations

Commentaires Médecin

Notes complémentaires

FICHE D'ENREGISTREMENT DES SIGNES VITAUX DU PATIENT

- **Nom :**
- **Date de naissance :**
- **Diagnotic :**
- **Contact d'urgence :**

Notes/ commentaires :

Médecin traitant :
N° de tel :

Date / heure	Poids	Pouls	Tension	Température	Respiration	Niveau douleur 1-10

Liste des médicaments

DOSSIER MEDICAL - NOM DU PATIENT

Nom - Prénom		Commentaires Médecin
Date & heure	Observations	

Notes complémentaires

FICHE D'ENREGISTREMENT DES SIGNES VITAUX DU PATIENT

- **Nom :**
- **Date de naissance :**
- **Diagnotic :**
- **Contact d'urgence :**

Notes/ commentaires :

Médecin traitant :
N° de tel :

Date / heure	Poids	Pouls	Tension	Température	Respiration	Niveau douleur 1-10

Liste des médicaments

DOSSIER MEDICAL - NOM DU PATIENT

Nom - Prénom

Date & heure	Observations

Commentaires Médecin

Notes complémentaires

FICHE D'ENREGISTREMENT DES SIGNES VITAUX DU PATIENT

- **Nom :**
- **Date de naissance :**
- **Diagnotic :**
- **Contact d'urgence :**

Notes/ commentaires :

Médecin traitant :
N° de tel :

Date / heure	Poids	Pouls	Tension	Température	Respiration	Niveau douleur 1-10

Liste des médicaments

DOSSIER MEDICAL - NOM DU PATIENT

Nom - Prénom		Commentaires Médecin
Date & heure	**Observations**	

Notes complémentaires

FICHE D'ENREGISTREMENT DES SIGNES VITAUX DU PATIENT

- **Nom :**
- **Date de naissance :**
- **Diagnotic :**
- **Contact d'urgence :**

Notes/ commentaires :

Médecin traitant :
N° de tel :

Date / heure	Poids	Pouls	Tension	Température	Respiration	Niveau douleur 1-10

Liste des médicaments

DOSSIER MEDICAL - NOM DU PATIENT

Nom - Prénom

Date & heure	Observations

Commentaires Médecin

Notes complémentaires

FICHE D'ENREGISTREMENT DES SIGNES VITAUX DU PATIENT

- **Nom :**
- **Date de naissance :**
- **Diagnotic :**
- **Contact d'urgence :**

Notes/ commentaires :

Médecin traitant :
N° de tel :

Date / heure	Poids	Pouls	Tension	Température	Respiration	Niveau douleur 1-10

Liste des médicaments

DOSSIER MEDICAL - NOM DU PATIENT

Nom - Prénom		Commentaires Médecin
Date & heure	Observations	

Notes complémentaires

FICHE D'ENREGISTREMENT DES SIGNES VITAUX DU PATIENT

- **Nom :**
- **Date de naissance :**
- **Diagnotic :**
- **Contact d'urgence :**

Notes/ commentaires :

Médecin traitant :
N° de tel :

Date / heure	Poids	Pouls	Tension	Température	Respiration	Niveau douleur 1-10

Liste des médicaments

DOSSIER MEDICAL - NOM DU PATIENT

Nom - Prénom		Commentaires Médecin
Date & heure	Observations	

Notes complémentaires

FICHE D'ENREGISTREMENT DES SIGNES VITAUX DU PATIENT

- **Nom :**
- **Date de naissance :**
- **Diagnotic :**
- **Contact d'urgence :**

Notes/ commentaires :

Médecin traitant :
N° de tel :

Date / heure	Poids	Pouls	Tension	Température	Respiration	Niveau douleur 1-10

Liste des médicaments

DOSSIER MEDICAL - NOM DU PATIENT

Nom - Prénom

Date & heure	Observations

Commentaires Médecin

Notes complémentaires

FICHE D'ENREGISTREMENT DES SIGNES VITAUX DU PATIENT

- **Nom :**
- **Date de naissance :**
- **Diagnotic :**
- **Contact d'urgence :**

Notes/ commentaires :

Médecin traitant :
N° de tel :

Date / heure	Poids	Pouls	Tension	Température	Respiration	Niveau douleur 1-10

Liste des médicaments

DOSSIER MEDICAL - NOM DU PATIENT

Nom - Prénom		Commentaires Médecin
Date & heure	Observations	

Notes complémentaires

FICHE D'ENREGISTREMENT DES SIGNES VITAUX DU PATIENT

- **Nom :**
- **Date de naissance :**
- **Diagnotic :**
- **Contact d'urgence :**

Notes/ commentaires :

Médecin traitant :
N° de tel :

Date / heure	Poids	Pouls	Tension	Température	Respiration	Niveau douleur 1-10

Liste des médicaments

DOSSIER MEDICAL - NOM DU PATIENT

Nom - Prénom		Commentaires Médecin
Date & heure	Observations	

Notes complémentaires

FICHE D'ENREGISTREMENT DES SIGNES VITAUX DU PATIENT

- **Nom :**
- **Date de naissance :**
- **Diagnotic :**
- **Contact d'urgence :**

Notes/ commentaires :

Médecin traitant :
N° de tel :

Date / heure	Poids	Pouls	Tension	Température	Respiration	Niveau douleur 1-10

Liste des médicaments

DOSSIER MEDICAL - NOM DU PATIENT

Nom - Prénom		Commentaires Médecin
Date & heure	Observations	

Notes complémentaires

FICHE D'ENREGISTREMENT DES SIGNES VITAUX DU PATIENT

- **Nom :**
- **Date de naissance :**
- **Diagnotic :**
- **Contact d'urgence :**

Notes/ commentaires :

Médecin traitant :
N° de tel :

Date / heure	Poids	Pouls	Tension	Température	Respiration	Niveau douleur 1-10

Liste des médicaments

DOSSIER MEDICAL - NOM DU PATIENT

Nom - Prénom		Commentaires Médecin
Date & heure	Observations	

Notes complémentaires

www.ingramcontent.com/pod-product-compliance
Lightning Source LLC
Chambersburg PA
CBHW051154220526
45473CB00003B/772